Docteur Stella Carpentier

LE SOMMEIL DES MÉDICAMENTS HOMÉOPATHIQUES

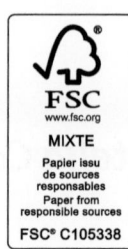

© 2013, Stella Carpentier
Edition : BoD - Books on Demand
12/14 rond-point des Champs Elysées, 75008 Paris
Imprimé par Books on Demand GmbH,
Norderstedt, Allemagne
ISBN : 9782322032334
Dépôt légal : Juin 2013

Docteur Stella Carpentier

LE SOMMEIL DES MÉDICAMENTS HOMÉOPATHIQUES

Du même auteur :

Homéopathie et règles
ISBN 978-2-7466-3984-3
Auto édition Dr Carpentier
Parution octobre 2011

Prurit vulvaire : de la cause au traitement homéopathique

Les médicaments homéopathiques des symptômes menstruels

AVANT-PROPOS

La pratique de l'homéopathie est stimulante par ce jeu de détective qui fait relier un symptôme à un médicament et vice versa.

Voici un ouvrage que j'ai voulu pratique, qui permet de relier rapidement un symptôme à un médicament, et inversement un médicament à ses symptômes. A l'usage il sera utile aux médecins en consultation quotidienne, aux étudiants qui veulent apprendre les médicaments homéopathiques de façon plus ciblée et synthétique, et plus largement à quiconque souhaitant utiliser l'homéopathie en famille.

J'ai fait la synthèse de plusieurs matières médicales, travail méticuleux mais le plus souvent extrêmement instructif et intéressant, en tout cas toujours plaisant et agréable.

J'espère que ce livre sera utile au plus grands nombre, novices voire profanes, étudiants ou confirmés, médecins ou patients.

QUELQUES MOTS SUR L'HOMÉOPATHIE...

L'homéopathie permet de soulager des symptômes grâce à des médicaments dilués et dynamisés, le plus souvent sous forme de granules.

La clé du traitement est de trouver le bon médicament, et pour cela il faut arriver à raccorder le ou les signe(s) du patient avec celui ou ceux répertorié(s) dans la matière médicale d'un médicament, selon le principe de similitude. Ce principe énonce que si une substance est capable de donner des signes chez un sujet sain, on peut penser que cette même substance, une fois diluée et dynamisée, pourra traiter un malade présentant des signes identiques à ceux observés chez le sujet sain exposé à cette substance.

Chaque souche homéopathique a donc été étudiée sur des sujets sains et ses différents signes recensés : c'est ce qu'on appelle faire la pathogénésie du médicament.

Une matière médicale est un recueil des pathogénésies de chaque souche.

Il existe environ 3000 souches, végétales, animales ou minérales.

Les dilutions sont exprimées en CH c'est-à-dire en Centésimale Hahnemannienne. Plus le CH est grand, plus la dilution est importante. Pour faire simple, il faut retenir que l'on utilise plutôt les basses dilutions (5CH) pour les signes lésionnels (vésicule, éruption, aphtes …), les moyennes dilutions (9CH) pour les signes fonctionnels (douleur, constipation,…) et les hautes dilutions (15-30 CH) dans les signes psychiques ou moraux (tristesse, excitation, peur…).

Prenons maintenant un exemple concret : un sujet X qui absorbe trop de café (coffea) déclenche une insomnie avec hyperhydéation : cette description fait partie de la pathogénésie du médicament coffea. Si un sujet Y en consultation explique qu'il ne dort pas bien la nuit car les pensées se bousculent dans sa tête au point de le maintenir éveiller, on est en droit de penser que ce patient est justiciable de coffea. C'est le principe de similitude. Les signes qui ont été observés chez un sujet sain X exposé au médicament non dilué correspondent aux signes présentés par le malade Y qui est justiciable du médicament.
On ne pourrait pas traiter l'insomnie du sujet Y en lui préconisant de reprendre une tasse de café en cas de réveil nocturne !! Par contre on a montré que si on utilise le médicament similaire (en l'occurrence coffea) à des doses infinitésimales et après dynamisation (c'est-à-dire après l'avoir secoué), on traite le

symptôme, donc on donnera au patient coffea 9CH ou 15CH par exemple 3 granules en cas de réveil.

LES MÉDICAMENTS HOMÉOPATHIQUES Â L'ENDORMISSEMENT

Notes :

....
....
....
....
....
....
....
....
....
....
....
....
....
....

AETUSIA CYNAPIUM
~L'enfant est si épuisé qu'il s'endort immédiatement
~Sommeil troublé par de violents sursauts
~Transpiration froide pendant le sommeil

AGARICUS
~Secousses musculaires de tout le corps entrainant le réveil au moment de l'endormissement
~Se souvient de ses rêves
~Accès de bâillements
~Somnolence diurne

AMBRA GRISEA
~Le sommeil disparait quand il se couche
~Froideur du corps et secousses durant le sommeil
~Insomnie provoquée par les ennuis, l'inquiétude empêche de dormir et oblige à se lever
~Insomnie après excitation nerveuse
~Rêves anxieux

ANTIMONIUM TARTARICUM
~Secousses électriques à l'endormissement
~Grande somnolence

BELLADONNA
~Insomnie avec réveils anxieux
~A sommeil mais ne peut pas dormir
~Insomnie car sent la pulsation de ses vaisseaux
~Soubresauts pendant le sommeil
~Grince des dents pendant le sommeil

~Pousse des cris dans le sommeil
~Dort les mains sur la tête

BROMUM
~A des difficultés à s'endormir le soir et ne peut dormir suffisamment le matin
~Anxiété aggravée le soir et la nuit
~Tremblements et faiblesse au réveil
~Agitation et soubresauts pendant le sommeil
~Hallucinations : croit voir des animaux sur ses épaules, a peur des revenants

BRYONIA
~Sommeil agité
~Sursaute en s'endormant
~Insomnie à cause d'une foule d'idées qui le submergent
~Rêves concernant le travail qu'il a eu durant la journée, des problèmes professionnels ou concernant ce qu'il a lu
~Somnambulisme

CADMIUM SULFURICUM
~Suffocation à l'endormissement avec peur de s'endormir à nouveau

CALCAREA CARBONICA OSTREARUM
~Des idées désagréables l'assaillent dès qu'il s'assoupit et l'empêchent de s'endormir
~Réveillé toujours par la même idée désagréable

~Frayeurs nocturnes
~Sursaute à chaque bruit et à peur de devenir fou
~Sueurs abondantes de la tête et du cou mouillant l'oreiller en dormant
~Dort les mains derrière la tête
~Réveil vers 3h
~Rêve de chute
~Rêve de mort
~Somnolence dans la journée, surtout le soir

CHAMOMILLA
~Au moment de l'endormissement, assailli de rêves anxieux qui lui font peur
~Gémit, pleure et sursaute brusquement durant le sommeil
~Toux nocturne ne réveillant pas l'enfant
~Dort les jambes écartées
~Insomnie du nourrisson ou du jeune enfant capricieux
~Rêves angoissants et effrayants avec les yeux mi clos

COCAINUM
~Agitation, ne s'endort que de nombreuses heures après s'être couché

CURARE
~La respiration s'arrête dès qu'il s'endort

FERRUM METALLICUM
~A sommeil mais ne peut pas dormir

GELSEMIUM
~A sommeil mais ne peut pas dormir
~Sentiment d'abandon, de délaissement au réveil
~Insomnie par excitation nerveuse ou par abus de tabac
~Insomnie due à l'épuisement
~Bâillements

HYPERICUM PERFORATUM
~Secousses spasmodiques des membres au moment de l'endormissement
~Rêves de voyage

IGNATIA
~Sommeil très léger
~Dort mieux dans le bruit
~Secousses spasmodiques des membres au moment de l'endormissement
~Idées fixes persistant au réveil
~Insomnie avec démangeaison des bras
~Insomnie par chagrin ou contrariété
~Rêve de ceux qu'il aime particulièrement
~Violents bâillements

IPECA
~Soubresauts des membres lors de l'endormissement
~Dort les yeux entrouverts

KALIUM BROMATUM
~Endormissement, surtout chez l'enfant, en manipulant les draps ou un objet familier
~Grincement de dents pendant le sommeil
~Cris et gémissements pendant le sommeil
~Insomnie avec agitation par soucis en particulier professionnels
~Cauchemars horribles, ne peut être consolé, terreur nocturne des enfants
~Somnambulisme
~Somnolence intense

LACHESIS
~Sommeil agité, se tourne et se retourne
~A très sommeil mais ne peut pas s'endormir
~Sensation d'étouffement à l'endormissement
~Soubresauts soudains au moment de s'endormir
~Peur de s'endormir
~Pleinement éveillé le soir
~Rêve de mort, de ceux qu'il a perdus, ou rêve de sa propre mort
~Rêve d'endroits clos
~Rêve de serpents
~Rêves érotiques

LILIUM TIGRINUM
~Secousses des jambes au moment de l'endormissement
~Sommeil agité avec sensations étranges dans la tête
~Rêves désagréables qui font peur

MORPHINUM
~Sommeil agité avec de fréquents réveils en sursaut
~Somnolent mais ne parvient pas à trouver le sommeil
~Bâillements

NATRUM MURIATICUM
~S'endort tard
~S'éveille tôt le matin
~Soubresauts nerveux pendant le sommeil
~Insomnie après un accès de colère
~Insomnie due au chagrin
~Rêve de voleurs dans la maison, rêves qui semblent tellement réel qu'il ne peut se rendormir tant que la maison n'a pas été inspectée
~Somnolence l'après midi

NUX VOMICA
~S'endort tard
~Se réveille de mauvaise humeur
~Insomnie après surmenage
~Insomnie par intoxication (alcool, tabac)
~Réveil à 3 ou 4 heures du matin avec rabâchage des soucis surtout professionnels, reste éveillé deux ou trois heures avec plus ou moins d'agitation et se rendort au moment où il doit de se lever
~Rêves remplis de remue ménage et de précipitation

OPIUM
~Sommeil lourd et profond qui ne repose pas
~A sommeil mais ne parvient pas à s'endormir
~Suffocation en s'endormant
~Agitation des mains et des doigts (triture la literie) pendant le sommeil
~Le lit semble si chaud qu'il ne peut rester couché : est agité, cherche une place froide et veut se découvrir
~Dépression respiratoire pendant le sommeil
~Apnée du sommeil du nourrisson, de l'obèse
~Insomnie par hyperesthésie sensorielle en particulier auditive
~Rêves fantastiques, agréables
~Rêves érotiques, amoureux
~Les enfants rêvent de chats, de chiens, de silhouettes noires

PHOSPORICUM ACIDUM
~Insomnie malgré une forte envie de sommeil
~Insomnie par surmenage intellectuel
~Insomnie après minuit
~Rêves érotiques
~Somnolence diurne

PHOSPHORUS
~Se couche tard et se lève fatigué
~Faim nocturne
~Insomnie avant minuit
~Rêve qu'il est en train de boire
~Rêves d'incendie, d'hémorragie

~Rêves érotiques
~Somnambulisme
~Somnolence diurne, en particulier chez les personnes âgées

RHODODENDRON
~Ne peut s'endormir s'il n'a pas les jambes croisées
~Insomnie après minuit
~Ne peut s'endormir car sent ses artères battre surtout l'aorte abdominale
~Se réveille tôt et toujours à la même heure
~Insomnie jusque minuit

SEPIA
~A sommeil mais ne peut dormir
~S'endort tard
~Parle fort durant son sommeil
~Réveil la nuit avec palpitations et anxiété en rapport avec des choses qui se sont passées il y a des années
~Insomnie par hyper idéation
~Se réveille à 3 heures et ne peut pas se rendormir (≠ NUX VOMICA qui arrive à se rendormir au bout d'un moment)
~Rêve caractéristique : très oublieux dans la journée, rêve de ce qu'il a oublié
~Somnolence dans la journée

SULFUR
~Sommeil léger, un rien le réveille
~Secousses à l'endormissement

~Réveil brutal, est immédiatement lucide
~Désire dormir tard le matin
~Se réveille en chantant
~Chante et parle en dormant
~Soubresauts de tout le corps durant le sommeil
~Cherche une place fraiche pour ses pieds brulants
~Insomnie terminale de 2-3 heures jusqu'au matin ou vers 5 heures avec la diarrhée
~Insomnie la nuit entière
~Rêves inquiets, rêves agités, remuants
~Rêves joyeux
~Fatigue importante la journée

TEUCRIUM MARUM
~Démangeaisons anales surtout le soir dans le lit avec agitation nerveuse
~Sursauts de frayeur pendant le sommeil

THUYA
~A sommeil mais agitation retardant le sommeil
~Ne se réveille pas en forme
~Réveil habituel à 4 heures du matin
~Rêves érotiques
~Cauchemars : cadavres, chutes, cancer...

TUBERCULINUM
~Sommeil peu reconstituant
~Frissons à l'endormissement
~Se réveille de bonne heure
~Irritable surtout au réveil

~Insomnie après 3 heures du matin
~Rêves vivants et angoissants
~Somnolence irrépressible dans la journée

LES MÉDICAMENTS HOMÉOPATHIQUES AU RÉVEIL

Notes :……………………………………………………………
…………………………………………………………………
…………………………………………………………………
…………………………………………………………………
…………………………………………………………………
…………………………………………………………………
…………………………………………………………………
…………………………………………………………………
…………………………………………………………………
…………………………………………………………………
…………………………………………………………………
…………………………………………………………………
…………………………………………………………………
…………………………………………………………………
…………………………………………………………………
…………………………………………………………………

ALUMINA
~Agitation nocturne
~Se réveille en sursaut, en parlant ou en criant
~Se réveille avec des palpitations
~Rêves anxieux, embrouillés et confus
~Somnolence diurne, tendance à se coucher dans la journée

ARANEA DIADEMA
~Sommeil agité avec réveils fréquents
~Sensation comme si les mains et les avant bras étaient enflés et lourds au réveil
~S'éveille dans la nuit avec la sensation qu'une partie de son corps est très enflée et doit toucher la région pour faire disparaitre cette impression

ARNICA
~Se réveille brusquement, angoissé, en portant la main à son cœur, comme s'il allait mourir brusquement
~Se réveille avec la tête brulante
~Change constamment de place, le lit parait trop dur, ne peut trouver une bonne place et gémit en dormant
~Selles involontaires pendant le sommeil
~Insomnie et agitation en cas de trop grande fatigue
~Insomnie, agitation jusqu'à 2-3 heures du matin
~Rêves anxieux et effrayant de mort, de corps mutilés
~Terreurs nocturnes

ARSENICUM ALBUM
~Réveil brusque avec angoisse terrible comme s'il allait mourir, anxiété qui le pousse à sortir du lit
~Se lève la nuit pour « faire quelque chose » (boire, lire, travailler...)
~Agitation des pieds en dormant
~Accès d'étouffement pendant le sommeil
~Besoin d'avoir la tête surélevée par des oreillers
~Dort les mains sur la tête
~Agitation physique et mentale aggravée de 1 heure à 3 heures du matin
~Insomnie 1 jour sur 2
~Rêves remplis de soucis et de peurs
~Rêve qu'il est en train de boire

BELLIS PERRENIS
~Se réveille tôt le matin et ne peut se rendormir

BROMUM
~A des difficultés à s'endormir le soir et ne peut dormir suffisamment le matin
~Anxiété aggravée le soir et la nuit
~Tremblements et faiblesse au réveil
~Agitation et soubresauts pendant le sommeil
~Hallucinations : croit voir des animaux sur ses épaules, a peur des revenants

CALCAREA CARBONICA OSTREARUM
~Des idées désagréables l'assaillent dès qu'il s'assoupit et l'empêchent de s'endormir

~Réveillé toujours par la même idée désagréable
~Frayeurs nocturnes
~Sursaute à chaque bruit et à peur de devenir fou
~Sueurs abondantes de la tête et du cou mouillant l'oreiller en dormant
~Dort les mains derrière la tête
~Réveil vers 3h
~Rêve de chute
~Rêve de mort
~Somnolence dans la journée, surtout le soir

CALCAREA FLUORICA
~Sommeil non réparateur
~Se réveille brusquement croyant qu'un danger immédiat le menace
~Cauchemars, rêves hauts en couleur, avec sensation de danger immédiat

CARBONEUM SULFURATUM
~Extrêmement faible et courbaturé au réveil
~Insomnie avec agitation surtout avant minuit

CHINA
~Sommeil non réparateur
~Se réveille tôt
~Sensation de faim nocturne
~Ronflements particulièrement chez l'enfant
~Sommeil très agité avec hyperidéation
~Insomnie après une hémorragie
~Insomnie en deuxième partie de nuit

~Rêves effrayants et angoissants provoquant un état de confusion au réveil qui empêche de se rendre compte qu'il s'agissait d'un rêve et qui fait craindre qu'il ne revienne

CROTALUS HORRIDUS
~Sensation d'étouffement au réveil
~Fatigué et abruti au réveil
~Sommeil agité de soubresauts
~Grince des dents au point de les user
~Rêves de morts, de cadavres, de personnes décédées, croit sentir l'odeur des cadavres
~Bâillements

GELSEMIUM
~A sommeil mais ne peut pas dormir
~Sentiment d'abandon, de délaissement au réveil
~Insomnie par excitation nerveuse ou par abus de tabac
~Insomnie due à l'épuisement
~Bâillements

HYOCYAMUS
~Se réveille avec un cri perçant et fort en sursautant de frayeur
~Insomnie par excitation mentale
~Insomnie par soucis réels ou imaginaires
~Rêve de choses obscènes
~Rêves terrifiants

IGNATIA
~Sommeil très léger
~Dort mieux dans le bruit
~Secousses spasmodiques des membres au moment de l'endormissement
~Idées fixes persistant au réveil
~Insomnie avec démangeaison des bras
~Insomnie par chagrin ou contrariété
~Rêve de ceux qu'il aime particulièrement
~Violents bâillements

KALIUM PHOSPHORICUM
~S'éveille en criant
~Insomnie par surmenage intellectuel
~Insomnie pour la moindre excitation nerveuse
~Terreurs nocturnes chez les enfants surmenés
~Rêve d'incendie, de chute, de revenants

KALMIA LATIFOLIA
~Se réveil très tôt le matin

KREOSOTUM
~Sensation de paralysie dans les membres au réveil
~Sommeil agité avec des soubresauts
~Rêves angoissants de poursuites, d'incendies, d'érection...

LYCOPODIUM
~Sommeil agité, non reposant
~De très mauvaise humeur au réveil, se sent blasé le matin
~Sursauts pendant le sommeil
~Sensation de faim nocturne
~Rêve d'accidents
~Somnolence durant la journée

MAGNESIA CARBONICA
~Sommeil peu réparateur
~Plus fatigué au lever qu'avant de se coucher
~Insomnie après 2 heures du matin

NATRUM CARBONICUM
~Se réveille trop tôt le matin
~Faim la nuit, se lève pour manger
~Rêves érotiques
~Somnolence pendant la journée

NATRUM MURIATICUM
~S'endort tard
~S'éveille tôt le matin
~Soubresauts nerveux pendant le sommeil
~Insomnie après un accès de colère
~Insomnie due au chagrin
~Rêve de voleurs dans la maison, rêves qui semblent tellement réel qu'il ne peut se rendormir tant que la maison n'a pas été inspectée
~Somnolence l'après midi

NITRICUM ACIDUM
~S'éveille tôt le matin
~Rêve de crime, de danger, de mort

NUX VOMICA
~S'endort tard
~Se réveille de mauvaise humeur
~Insomnie après surmenage
~Insomnie par intoxication (alcool, tabac)
~Réveil à 3 ou 4 heures du matin avec rabâchage des soucis surtout professionnels, reste éveillé deux ou trois heures avec plus ou moins agitation et se rendort au moment où il doit de se lever
~Rêves remplis de remue ménage et de précipitation

PETROLEUM
~Très mauvaise humeur au réveil
~Faim la nuit, se lève pour manger
~Rêve qu'une personne est couchée près de lui, se lève brusquement et veut sortir du lit

PHOSPHORUS
~Se couche tard et se lève fatigué
~Faim nocturne
~Insomnie avant minuit
~Rêve qu'il est en train de boire
~Rêves d'incendie, d'hémorragie
~Rêves érotiques
~Somnambulisme

~Somnolence diurne, en particulier chez les personnes âgées

PODOPHILUM
~Sommeil lourd
~Vertiges au lever
~Sommeil agité avant minuit

PTELEA TRIFOLIATA
~Sommeil agité
~Se réveille apathique et non reposé
~Cauchemars

PULSATILLA
~Très fatigué le matin, se réveille plein d'appréhensions et de craintes
~Dort les mains au dessus de la tête
~Insomnie après souper trop lourd ou trop riche
~Insomnie en première moitié de nuit
~Rêves effroyables ou agités
~Ne peut s'endormir car sent ses artères battre surtout l'aorte abdominale
~Se réveille tôt et toujours à la même heure
~Insomnie jusque minuit

STRAMONIUM
~Craint l'obscurité
~Se réveille terrifié, avec des yeux égarés, sursaute pour un rien
~Sommeil lourd avec ronflements

~Secousses pendant le sommeil
~Voit des objets horribles dans ses rêves
~Somnolence mais ne parvient pas à dormir

SULFUR
~Sommeil léger, un rien le réveille
~Secousses à l'endormissement
~Réveil brutal, est immédiatement lucide
~Désire dormir tard le matin
~Se réveille en chantant
~Chante et parle en dormant
~Soubresauts de tout le corps durant le sommeil
~Cherche une place fraiche pour ses pieds brulants
~Insomnie terminale de 2-3 heures jusqu'au matin ou vers 5 heures avec la diarrhée
~Insomnie la nuit entière
~Rêves inquiets, rêves agités, remuants
~Rêves joyeux
~Fatigue importante la journée

THUYA
~A sommeil mais agitation retardant le sommeil
~Ne se réveille pas en forme
~Réveil habituel à 4 heures du matin
~Rêves érotiques
~Cauchemars : cadavres, chutes, cancer...

THYMOLUM
~Se réveille fatigué et non reposé
~Rêves érotiques extraordinaires

TUBERCULINUM
~Sommeil peu reconstituant
~Frissons à l'endormissement
~Se réveille de bonne heure
~Irritable surtout au réveil
~Insomnie après 3 heures du matin
~Rêves vivants et angoissants
~Somnolence irrépressible dans la journée

LES MÉDICAMENTS HOMÉOPATHIQUES PENDANT LEUR SOMMEIL

Notes :

....

....

....

....

....

....

....

....

....

....

....

....

ABIES NIGRA
~**Sensation de faim la nuit**
~Mauvais rêves
~Somnolence diurne

ACONIT
~Insomnie, en particulier chez les personnes âgées
~Insomnie après frayeur
~**Anxiété et agitation nocturne, se tourne et se retourne dans le lit**
~**Sursauts pendant le sommeil**
~Longs rêves avec angoisse dans la poitrine

AETUSIA CYNAPIUM
~L'enfant est si épuisé qu'il s'endort immédiatement
~**Sommeil troublé par de violents sursauts**
~**Transpiration froide pendant le sommeil**

ALIUM CEPA
~**Dort la bouche ouverte**
~Se réveille à 2 heures du matin
~Somnolence diurne avec céphalées
~Bâillements

AMBRA GRISEA
~Le sommeil disparait quand il se couche
~**Froideur du corps et secousses durant le sommeil**
~Insomnie provoquée par les ennuis, son inquiétude l'empêche de dormir et l'oblige à se lever
~Insomnie après excitation nerveuse

~Rêves anxieux

AMONIUM CARBONICUM
~Sursauts provenant de la sensation d'étouffement pendant le sommeil
~Somnolence pendant la journée

APIS
~Crampes et secousses pendant le sommeil
~Le sujet hurle et sursaute brusquement pendant son sommeil
~Insomnie avec hyperidéation
~Rêves déplaisants de voyage et de vol dans les airs
~Rêves peuplés de préoccupations et de soucis professionnels
~Très grande somnolence diurne

ARANEA DIADEMA
~Sommeil agité avec réveils fréquents
~Sensation comme si les mains et les avant bras étaient enflés et lourds au réveil
~S'éveille dans la nuit avec la sensation qu'une partie de son corps est très enflée et doit toucher la région pour faire disparaitre cette impression

ARNICA
~Se réveille brusquement, angoissé, en portant la main à son cœur, comme s'il allait mourir brusquement
~Se réveille avec la tête brulante

~Change constamment de place, le lit parait trop dur,
ne peut trouver une bonne place et gémit en dormant
~Selles involontaires pendant le sommeil
~Insomnie et agitation en cas de trop grande fatigue
~Insomnie, agitation jusqu'à 2-3 heures du matin
~Rêves anxieux et effrayant de mort, de corps mutilés
~Terreurs nocturnes

ARSENICUM ALBUM
~Réveil brusque avec angoisse terrible comme s'il
allait mourir, anxiété qui le pousse à sortir du lit
~Se lève la nuit pour « faire quelque chose » (boire,
lire, travailler...)
~Agitation des pieds en dormant
~Accès d'étouffement pendant le sommeil
~Besoin d'avoir la tête surélevée par des oreillers
~Dort les mains sur la tête
~Agitation physique et mentale aggravée de 1 heure à
3 heures du matin
~Insomnie 1 jour sur 2
~Rêves remplis de soucis et de peurs
~Rêve qu'il est en train de boire

AURUM
~Sanglots bruyants dans le sommeil
~Insomnie chez l'hypertendu
~Insomnie totale ou jugée telle
~Rêves effrayants
~Peu d'action des somnifères habituels

BAPTISIA TINCTORIA
~Agitation extrême, ne peut trouver une bonne place dans son lit
~Rêve que sa tête et son corps sont séparés, qu'il est en morceaux et s'agite dans son lit pour réunir les membres qu'il croit dispersés
~Cauchemars et rêves effrayants

BARYTA CARBONICA
~Insomnie avec réveils fréquents
~A la sensation d'avoir trop chaud
~Secousses musculaires pendant le sommeil
~Parle en dormant

BELLADONNA
~Insomnie avec réveils anxieux
~A sommeil mais ne peut pas dormir
~Insomnie car sent la pulsation de ses vaisseaux
~Soubresauts pendant le sommeil
~Grince des dents pendant le sommeil
~Pousse des cris dans son sommeil
~Dort les mains sur la tête

BISMUTHUM SUBNITRICUM
~Sursauts dans le sommeil
~Agitation due à des rêves érotiques

BORAX
~Ne peut dormir à cause de la chaleur, particulièrement de la tête

~Pousse des cris pendant son sommeil, comme s'il était effrayé
~Insomnie à 3 heures du matin
~Rêves érotiques

BROMUM
~A des difficultés à s'endormir le soir et ne peut dormir suffisamment le matin
~Anxiété aggravée le soir et la nuit
~Tremblements et faiblesse au réveil
~Agitation et soubresauts pendant le sommeil
~Hallucinations : croit voir des animaux sur ses épaules, a peur des revenants

CACTUS
~Insomnie avec pulsations en différents endroits du corps
~Rêves effrayants

CALCAREA CARBONICA OSTREARUM
~Des idées désagréables l'assaillent dès qu'il s'assoupit et l'empêchent de s'endormir
~Réveillé toujours par la même idée désagréable
~Frayeurs nocturnes
~Sursaute à chaque bruit et à peur de devenir fou
~Sueurs abondantes de la tête et du cou mouillant l'oreiller en dormant
~Dort les mains derrière la tête
~Réveil vers 3h
~Rêve de chute

~Rêve de mort
~Somnolence dans la journée, surtout le soir

CAMPHORA
~Sommeil très agité
~Insomnie avec membres froids

CAUSTICUM
~Sommeil agité
~Secousses des membres et des muscles durant le sommeil mais sans réveiller
~Insomnie avec sensation de chaleur et inquiétude

CHAMOMILLA
~Au moment de l'endormissement, assailli de rêves anxieux qui lui font peur
~Gémit, pleure et sursaute brusquement durant le sommeil
~Toux nocturne ne réveillant pas l'enfant
~Dort les jambes écartées
~Insomnie du nourrisson ou du jeune enfant capricieux
~Rêves angoissants et effrayants avec les yeux mi clos

CHINA
~Sommeil non réparateur
~Se réveille tôt
~Sensation de faim nocturne
~Ronflements particulièrement chez l'enfant
~Sommeil très agité avec hyperidéation
~Insomnie après une hémorragie

~Insomnie en deuxième partie de nuit
~Rêves effrayants et angoissants provoquant un état
de confusion au réveil qui empêche de se rendre
compte qu'il s'agissait d'un rêve et qui fait craindre
qu'il ne revienne

CINA
~Sommeil très agité
~Sursauts violents en dormant
~Grince des dents, pousse des cris perçants en
dormant
~Frayeur nocturne chez l'enfant, il appelle en criant, il
hurle et se réveille effrayé
~L'enfant se met à quatre pattes durant son sommeil,
sur l'abdomen

CISTUS CANADENSIS
~Sommeil impossible dû à la sensation de froid
ressenti dans la gorge

COFFEA
~Insomnie avec intolérance exaspérée au bruit, à la
lumière, au contact
~Insomnie des enfants qui s'éveillent la nuit excités et
veulent jouer
~Insomnie par hyperidéation joyeuse : si plein d'idée
qu'il s'éveille la nuit, faisant des plans, construisant
des projets...
~Insomnie surtout en deuxième partie de nuit

COLOCYNTHIS
~Insomnie à cause de douleurs crampoïdes

CROCUS SATIVUS
~Chante pendant son sommeil
~Rêves effrayants

CROTALUS HORRIDUS
~Sensation d'étouffement au réveil
~Fatigué et abruti au réveil
~Sommeil agité de soubresauts
~Grince des dents au point de les user
~Rêves de morts, de cadavres, de personnes décédées, croit sentir l'odeur des cadavres
~Bâillements

CUPRUM
~Sommeil très lourd, presque comateux
~Tremblements, secousses brusques pendant le sommeil
~L'abdomen gargouille en permanence pendant le sommeil

DIGITALIS
~Sommeil qui ne répare pas
~Insomnie avec anxiété et tristesse
~Sursauts durant le sommeil
~Rêves et cauchemars affreux
~Rêve qu'il tombe d'une hauteur

ETHYLICUM
~**Sommeil agité mais très profond**
~**Sueurs nocturnes**
~Insomnie avec peur de la nuit
~Activité onirique intense : rêve de petits animaux et
en particulier de rats

FERRUM PHOSPHORICUM
~**Sommeil agité avec anxiété**
~**Sueurs nocturnes dans un contexte d'anémie**
~Rêves angoissants, cauchemars

HELLEBORUS
~**Secousses musculaires pendant le sommeil**
~**Pousse des cris soudains pendant son sommeil**
~Rêves confus
~Somnolence diurne

IGNATIA
~**Sommeil très léger**
~Dort mieux dans le bruit
~Secousses spasmodiques des membres au moment
de l'endormissement
~Idées fixes persistant au réveil
~**Insomnie avec démangeaison des bras**
~Insomnie par chagrin ou contrariété
~Rêve de ceux qu'il aime particulièrement
~Violents bâillements

IPECA
~Soubresauts des membres lors de l'endormissement
~Dort les yeux entrouverts

KALIUM BROMATUM
~Endormissement, surtout chez l'enfant, en manipulant les draps ou un objet familier
~Grincement de dents pendant le sommeil
~Cris et gémissements pendant le sommeil
~Insomnie avec agitation par soucis en particulier professionnels
~Cauchemars horribles, ne peut être consolé, terreur nocturne des enfants
~Somnambulisme
~Somnolence intense

KREOSOTUM
~Sensation de paralysie dans les membres au réveil
~Sommeil agité avec des soubresauts
~Rêves angoissants de poursuites, d'incendies, d'érection...

LILIUM TIGRINUM
~Secousses des jambes au moment de l'endormissement
~Sommeil agité avec sensations étranges dans la tête
~Rêves désagréables qui font peur

LYCOPODIUM
~**Sommeil agité, non reposant**
~De très mauvaise humeur au réveil, se sent blasé le matin
~**Sursauts pendant le sommeil**
~**Sensation de faim nocturne**
~Rêve d'accidents
~Somnolence durant la journée

MEDHORRINUM
~**Dort en position genu pectoral**
~Rêve qu'il est en train de boire

MEPHITIS PUTORIS
~**Jambes sans repos produisant l'insomnie**

NAJA
~**Sommeil profond, dort comme un loir**
~**Ronflements**

NATRUM MURIATICUM
~S'endort tard
~S'éveille tôt le matin
~**Soubresauts nerveux pendant le sommeil**
~Insomnie après un accès de colère
~Insomnie due au chagrin
~Rêve de voleurs dans la maison, rêves qui semblent tellement réel qu'il ne peut se rendormir tant que la maison n'a pas été inspectée
~Somnolence l'après midi

OPIUM
~Sommeil lourd et profond qui ne repose pas
~A sommeil mais ne parvient pas à s'endormir
~Suffocation en s'endormant
~Agitation des mains et des doigts (triture la literie) pendant le sommeil
~Le lit semble si chaud qu'il ne peut rester couché : est agité, cherche une place froide et veut se découvrir
~Dépression respiratoire pendant le sommeil
~Apnée du sommeil du nourrisson, de l'obèse
~Insomnie par hyperesthésie sensorielle en particulier auditive
~Rêves fantastiques, agréables
~Rêves érotiques, amoureux
~Les enfants rêvent de chats, de chiens, de silhouettes noires

ORIGANUM
~Insomnie avec agitation et excitation nerveuse
~Rêves extraordinaires dont il garde le souvenir

PASSIFLORA
~Toux nocturne
~Insomnie des enfants et des vieillards
~Insomnie passagère dans un contexte d'anxiété, de soucis et de surmenage
~Insomnie après excès alcooliques

PETROLEUM
~Très mauvaise humeur au réveil
~Faim la nuit, se lève pour manger
~Rêve qu'une personne est couchée près de lui, se lève brusquement et veut sortir du lit

PHOSPHORUS
~Se couche tard et se lève fatigué
~Faim nocturne
~Insomnie avant minuit
~Rêve qu'il est en train de boire
~Rêves d'incendie, d'hémorragie
~Rêves érotiques
~Somnambulisme
~Somnolence diurne, en particulier chez les personnes âgées

PLATINA
~Dort beaucoup mais sommeil léger et souvent interrompu
~Dort les mains sur la tête
~Dort les jambes écartées
~Bâillements spasmodiques

PSORINUM
~Sursaute facilement pendant le sommeil
~Faim nocturne
~Insomnie due à ses démangeaisons insupportables
~Rêves effrayants : rêve de brigands, rêve qu'il est enfermé

PULSATILLA
~Très fatigué le matin, se réveille plein d'appréhensions et de craintes
~Dort les mains au dessus de la tête
~Insomnie après souper trop lourd ou trop riche
~Insomnie en première moitié de nuit
~Rêves effroyables ou agités

PYROGENIUM
~Pulsations constantes dans les oreilles empêchant le sommeil

RHUS TOXICODENDRON
~Agitation des pieds en dormant
~Insomnie en première partie de nuit
~Rêves au cours desquels il pratique des exercices violents et d'ailleurs se réveille épuisé à cause de ses rêves et courbaturé
~Bâillements

SANICULA EUROPAEA
~Sueurs abondantes de la tête et du cou mouillant l'oreiller pendant le sommeil

SEPIA
~A sommeil mais ne peut dormir
~S'endort tard
~Parle fort durant son sommeil
~Réveil la nuit avec palpitations et anxiété en rapport avec des choses qui se sont passées il y a des années

~Insomnie par hyperidéation
~Se réveille à 3 heures et ne peut pas se rendormir (≠ NUX VOMICA qui arrive à se rendormir au bout d'un moment)
~Rêve caractéristique : très oublieux dans la journée, rêve de ce qu'il a oublié
~Somnolence dans la journée

SILICEA
~Secousses des membres pendant le sommeil
~Sueurs abondantes de la tête et du cou mouillant l'oreiller pendant le sommeil
~Insomnie par froid aux pieds
~Insomnie par chaleur dans la tête
~Insomnie après minuit
~Rêves anxieux de meurtre
~Rêves érotiques
~Somnambulisme
~Bâillements excessifs

SPONGIA
~Anxiété la nuit
~S'éveille la nuit avec une sensation de suffocation comme s'il respirait à travers une éponge avec agitation et peur de la mort

STANNUM
~Sommeil agité
~Dort avec une jambe repliée et une jambe tendue
~Rêves anxieux

STRAMONIUM
~Craint l'obscurité
~Sommeil lourd avec ronflements
~Secousses pendant le sommeil
~Voit des objets horribles dans ses rêves
~Somnolence mais ne parvient pas à dormir

SULFUR
~Sommeil léger, un rien le réveille
~Secousses à l'endormissement
~Réveil brutal, est immédiatement lucide
~Désire dormir tard le matin
~Se réveille en chantant
~Chante et parle en dormant
~Soubresauts de tout le corps durant le sommeil
~Cherche une place fraiche pour ses pieds brulants
~Insomnie terminale de 2-3 heures jusqu'au matin ou vers 5 heures avec la diarrhée
~Insomnie la nuit entière
~Rêves inquiets, rêves agités, remuants
~Rêves joyeux
~Fatigue importante la journée

TABACUM
~Insomnie avec anxiété
~Insomnie avec peau froide et moite

TARENTULA CUBENSIS
~**Sommeil agité**
~**Sommeil gêné par une toux stridente**
~Somnolence diurne

TEUCRIUM MARUM
~Démangeaisons anales surtout le soir dans le lit avec agitation nerveuse
~**Sursauts de frayeur pendant le sommeil**

VALERIANA
~**Insomnie avec démangeaison nocturne et spasmes musculaires**

VERATRUM VIRIDE
~**Mouvements convulsifs pendant le sommeil, oscillations constantes de la tête**
~Rêve de se trouver sur l'eau, de se noyer

LES INSOMNIES DANS LEURS CONTEXTES...

Notes :

…… …… …… …… …… …… …… …… …… …… …… …… …… …… ……

…… …… …… …… …… …… …… …… …… …… …… …… …… …… ……

…… …… …… …… …… …… …… …… …… …… …… …… …… …… ……

…… …… …… …… …… …… …… …… …… …… …… …… …… …… ……

…… …… …… …… …… …… …… …… …… …… …… …… …… …… ……

…… …… …… …… …… …… …… …… …… …… …… …… …… …… ……

…… …… …… …… …… …… …… …… …… …… …… …… …… …… ……

…… …… …… …… …… …… …… …… …… …… …… …… …… …… ……

…… …… …… …… …… …… …… …… …… …… …… …… …… …… ……

…… …… …… …… …… …… …… …… …… …… …… …… …… …… ……

…… …… …… …… …… …… …… …… …… …… …… …… …… …… ……

…… …… …… …… …… …… …… …… …… …… …… …… …… …… ……

…… …… …… …… …… …… …… …… …… …… …… …… …… …… ……

…… …… …… …… …… …… …… …… …… …… …… …… …… …… ……

…… …… …… …… …… …… …… …… …… …… …… …… …… …… ……

…… …… …… …… …… …… …… …… …… …… …… …… …… …… ……

ACONIT
~Insomnie, en particulier chez les personnes âgées
~Insomnie après frayeur
~Anxiété et agitation nocturne, se tourne et se retourne dans le lit
~Sursauts pendant le sommeil
~Longs rêves avec angoisse dans la poitrine

ACTAEA RACEMOSA
~Insomnie secondaire à des préoccupations

ALFALFA
~Insomnie en cas de surmenage intellectuel

AMBRA GRISEA
~Le sommeil disparait quand il se couche
~Froideur du corps et secousses durant le sommeil
~Insomnie provoquée par les ennuis, son inquiétude l'empêche de dormir et l'oblige à se lever
~Insomnie après excitation nerveuse
~Rêves anxieux

ARNICA
~Se réveille brusquement, angoissé, en portant la main à son cœur, comme s'il allait mourir brusquement
~Se réveille avec la tête brulante
~Change constamment de place, le lit parait trop dur, ne peut trouver une bonne place et gémit en dormant
~Selles involontaires pendant le sommeil
~Insomnie et agitation en cas de trop grande fatigue

~Insomnie, agitation jusqu'à 2-3 heures du matin
~Rêves anxieux et effrayant de mort, de corps mutilés
~Terreurs nocturnes

AURUM
~Sanglots bruyants dans le sommeil
~Insomnie chez l'hypertendu
~Insomnie totale ou jugée telle
~Rêves effrayants
~Peu d'action des somnifères habituels

AVENA SATIVA
~Insomnie du surmenage intellectuel, des hyperémotifs

CHINA
~Sommeil non réparateur
~Se réveille tôt
~Sensation de faim nocturne
~Ronflements particulièrement chez l'enfant
~Sommeil très agité avec hyperidéation
~Insomnie après une hémorragie
~Insomnie en deuxième partie de nuit
~Rêves effrayants et angoissants provoquant un état de confusion au réveil qui empêche de se rendre compte qu'il s'agissait d'un rêve et qui fait craindre qu'il ne revienne

CHININUM ARSENICOSUM
~Insomnie due à des causes nerveuses

COCA
~Nervosité et agitation nocturne durant la dentition
~Insomnie en altitude
~Somnolence diurne

COCCULUS
~Insomnie secondaire à des veilles nocturnes
~Bâillements spasmodiques
~Somnolence permanente

COLCHICUM
~Insomnie secondaire à des veilles nocturnes, après avoir étudié le soir
~Rêves qui font peur

CRATAEGUS
~Insomnie chez des sujets cardiaques

CYPRIPEDIUM
~L'enfant ne veut pas aller au lit pour continuer à jouer
~Insomnie par excitation nerveuse

GELSEMIUM
~A sommeil mais ne peut pas dormir
~Sentiment d'abandon, de délaissement au réveil
~Insomnie par excitation nerveuse ou par abus de tabac
~Insomnie due à l'épuisement
~Bâillements

HYOCYAMUS
~Insomnie par excitation mentale
~Insomnie par soucis réels ou imaginaire
~Rêve de choses obscènes
~Terreurs nocturne

IGNATIA
~Sommeil très léger
~Dort mieux dans le bruit
~Secousses spasmodiques des membres au moment de l'endormissement
~Idées fixes persistant au réveil
~Insomnie avec démangeaison des bras
~Insomnie par chagrin ou contrariété
~Rêve de ceux qu'il aime particulièrement
~Violents bâillements

KALIUM BROMATUM
~Endormissement, surtout chez l'enfant, en manipulant les draps ou un objet familier
~Grincement de dents pendant le sommeil
~Cris et gémissements pendant le sommeil
~Insomnie avec agitation par soucis en particulier professionnels
~Cauchemars horribles, ne peut être consolé, terreur nocturne des enfants
~Somnambulisme
~Somnolence intense

KALIUM PHOSPHORICUM
~S'éveille en criant
~**Insomnie par surmenage intellectuel**
~**Insomnie pour la moindre excitation nerveuse**
~Terreurs nocturnes chez les enfants surmenés
~Rêve d'incendie, de chute, de revenants

LUESINUM
~**Insomnie avec peur de la nuit et phobie de l'insomnie**
~Insomnie totale ou jugée telle

MAGNESIA MURIATICA
~Anxiété en fermant les yeux dans son lit
~**Agitation la nuit en rapport avec la chaleur ou un choc**
~Rêves effrayants qui le réveillent en sursaut
~Sommeil durant la journée

NATRUM MURIATICUM
~S'endort tard
~S'éveille tôt le matin
~Soubresauts nerveux pendant le sommeil
~**Insomnie après un accès de colère**
~**Insomnie due au chagrin**
~Rêve de voleurs dans la maison, rêves qui semblent tellement réel qu'il ne peut se rendormir tant que la maison n'a pas été inspectée
~Somnolence l'après midi

NUX VOMICA
~S'endort tard
~Se réveille de mauvaise humeur
~Insomnie après surmenage
~Insomnie par intoxication (alcool, tabac)
~Réveil à 3 ou 4 heures du matin avec rabâchage des soucis surtout professionnels, reste éveillé deux ou trois heures avec plus ou moins agitation et se rendort au moment où il doit de se lever
~Rêves remplis de remue ménage et de précipitation

PASSIFLORA
~Toux nocturne
~Insomnie des enfants et des vieillards
~Insomnie passagère dans un contexte d'anxiété, de soucis et de surmenage
~Insomnie après excès alcooliques

PHOSPORICUM ACIDUM
~Insomnie malgré une forte envie de sommeil
~Insomnie par surmenage intellectuel
~Insomnie après minuit
~Rêves érotiques
~Somnolence diurne

PULSATILLA
~Très fatigué le matin, se réveille plein d'appréhensions et de craintes
~Dort les mains au dessus de la tête
~Insomnie après souper trop lourd ou trop riche

~Insomnie en première moitié de nuit
~Rêves effroyables ou agités

SUMBUL
~Insomnie suite d'excitation nerveuse
~Insomnie en première partie de nuit

XANTHOSYLUM
~Sommeil difficile et non réparateur
~Insomnie chez les sujets déprimés

LES HORAIRES D'INSOMNIE DES MÉDICAMENTS HOMÉOPATHIQUES

Notes :..
....
....
....
....
....
....
....
....
....
....
....
....

Horaires de réveil	Médicaments
1h	ALIUM CEPA ARSENICUM ALBUM NALOXONE
2h	ARSENICUM ALBUM KALIUM CARBONICUM SULFUR
3h	ARSENICUM ALBUM BORAX CALC CARB OSTR HARPAGOPHYTUM HEDERA HELIX NUX VOMICA SEPIA SULFUR TUBERCULINUM
4h	HARPAGOPHYTUM NUX VOMICA THUYA
5h	APOCYNUM CANNABINUM

ALIUM CEPA
~**Dort la bouche ouverte**
~Se réveille à 2 heures du matin
~Somnolence diurne avec céphalées
~Bâillements

ANACARDIUM
~**Périodes d'insomnie pendant plusieurs nuits**
~Rêves angoissés
~Somnolence le jour surtout en début d'après midi

APOCYNUM CANNABINUM
~**Réveil à 5 heures après un sommeil peu réparateur**

ARNICA
~Se réveille brusquement, angoissé, en portant la main à son cœur, comme s'il allait mourir brusquement
~Se réveille avec la tête brulante
~Change constamment de place, le lit parait trop dur, ne peut trouver une bonne place et gémit en dormant
~Selles involontaires pendant le sommeil
~Insomnie et agitation en cas de trop grande fatigue
~**Insomnie, agitation jusqu'à 2-3 heures du matin**
~Rêves anxieux et effrayant de mort, de corps mutilés
~Terreurs nocturnes

ARSENICUM ALBUM
~Réveil brusque avec angoisse terrible comme s'il allait mourir, anxiété qui le pousse à sortir du lit

~Se lève la nuit pour « faire quelque chose » (boire, lire, travailler...)

~Agitation des pieds en dormant

~Accès d'étouffement pendant le sommeil

~Besoin d'avoir la tête surélevée par des oreillers

~Dort les mains sur la tête

~Agitation physique et mentale aggravée de 1 heure à 3 heures du matin

~Insomnie 1 jour sur 2

~Rêves remplis de soucis et de peurs

~Rêve qu'il est en train de boire

AURUM

~Sanglots bruyants dans le sommeil

~Insomnie chez l'hypertendu

~Insomnie totale ou jugée telle

~Rêves effrayants

~Peu d'action des somnifères habituels

BORAX

~Ne peut dormir à cause de la chaleur, particulièrement de la tête

~Pousse des cris pendant son sommeil, comme s'il était effrayé

~Insomnie à 3 heures du matin

~Rêves érotiques

CALCAREA CARBONICA OSTREARUM

~Des idées désagréables l'assaillent dès qu'il s'assoupit et l'empêchent de s'endormir

~Réveillé toujours par la même idée désagréable

~Visions horribles en ouvrant les yeux, frayeurs nocturnes

~Sursaute à chaque bruit et à peur de devenir fou

~Sueurs abondantes de la tête et du cou mouillant l'oreiller en dormant

~Dort les mains derrière la tête

~Réveil vers 3h

~Rêve de chute

~Rêve de mort

~Somnolence dans la journée, surtout le soir

CARBONEUM SULFURATUM

~Extrêmement faible et courbaturé au réveil

~Insomnie avec agitation surtout avant minuit

CHINA

~Sommeil non réparateur

~Se réveille tôt

~Sensation de faim nocturne

~Ronflements particulièrement chez l'enfant

~Sommeil très agité avec hyperidéation

~Insomnie après une hémorragie

~Insomnie en deuxième partie de nuit

~Rêves effrayants et angoissants provoquant un état de confusion au réveil qui empêche de se rendre compte qu'il s'agissait d'un rêve et qui fait craindre qu'il ne revienne

COFFEA
~Insomnie avec intolérance exaspérée au bruit, à la lumière, au contact
~Insomnie des enfants qui s'éveillent la nuit excités et veulent jouer
~Insomnie par hyperidéation joyeuse : si plein d'idée qu'il s'éveille la nuit, faisant des plans, construisant des projets...
~Insomnie surtout en deuxième partie de nuit

CROTALUS HORRIDUS
~Sensation d'étouffement au réveil
~Fatigué et abruti au réveil
~Sommeil agité de soubresauts
~Grince des dents au point de les user
~Insomnie par période
~Rêves de morts, de cadavres, de personnes décédées, croit sentir l'odeur des cadavres
~Bâillements

DIOSCOREA
~Sommeil agité surtout après minuit
~Rêves terribles ou érotiques

HARPAGOPHYTUM PROCUMBENS
~Sommeil agité
~Insomnie vers 3-4 heures du matin
~Rêves angoissants (voleurs, disputes, examens...)

HEDERA HELIX
~Insomnie à partir de 3 heures du matin

IODUM
~Agitation et nervosité après minuit
~Rêves anxieux et mouvementés

KALIUM CARBONICUM
~Se réveille vers 2 heures du matin et ne peut se rendormir

LUESINUM
~Insomnie avec peur de la nuit et phobie de l'insomnie
~Insomnie totale ou jugée telle

MAGNESIA CARBONICA
~Sommeil peu réparateur
~Plus fatigué au lever qu'avant de se coucher
~Insomnie après 2 heures du matin

NALOXONE
~Insomnie de 1 à 5 heures du matin

NUX VOMICA
~S'endort tard
~Se réveille de mauvaise humeur
~Insomnie après surmenage
~Insomnie par intoxication (alcool, tabac)
~Réveil à 3 ou 4 heures du matin avec rabâchage des soucis surtout professionnels, reste éveillé deux ou

**trois heures avec plus ou moins agitation et se
rendort au moment où il doit de se lever**
~Rêves remplis de remue ménage et de précipitation

PHOSPORICUM ACIDUM
~Insomnie malgré une forte envie de sommeil
~Insomnie par surmenage intellectuel
~Insomnie après minuit
~Rêves érotiques
~Somnolence diurne

PHOSPHORUS
~Se couche tard et se lève fatigué
~Faim nocturne
~Insomnie avant minuit
~Rêve qu'il est en train de boire
~Rêves d'incendie, d'hémorragie
~Rêves érotiques
~Somnambulisme
~Somnolence diurne, en particulier chez les personnes
âgées

PODOPHILUM
~Sommeil lourd
~Vertiges au lever
~Sommeil agité avant minuit

PULSATILLA
~Très fatigué le matin, se réveille plein
d'appréhensions et de craintes

~Dort les mains au dessus de la tête
~Insomnie après souper trop lourd ou trop riche
~Insomnie en première moitié de nuit
~Rêves effroyables ou agités

RHODODENDRON
~Ne peut s'endormir s'il n'a pas les jambes croisées
~Insomnie après minuit
~Ne peut s'endormir car sent ses artères battre surtout l'aorte abdominale
~Se réveille tôt et toujours à la même heure
~Insomnie jusque minuit

RHUS TOXICODENDRON
~Agitation des pieds en dormant
~Insomnie en première partie de nuit
~Rêves au cours desquels il pratique des exercices violents et d'ailleurs se réveille épuisé à cause de ses rêves et courbaturé
~Bâillements

SEPIA
~A sommeil mais ne peut dormir
~S'endort tard
~Parle fort durant son sommeil
~Réveil la nuit avec palpitations et anxiété en rapport avec des choses qui se sont passées il y a des années
~Insomnie par hyper idéation

~Se réveille à 3 heures et ne peut pas se rendormir (≠ NUX VOMICA qui arrive à se rendormir au bout d'un moment)
~Rêve caractéristique : très oublieux dans la journée, rêve de ce qu'il a oublié
~Somnolence dans la journée

SILICEA
~Secousses des membres pendant le sommeil
~Sueurs abondantes de la tête et du cou mouillant l'oreiller pendant le sommeil
~Insomnie par froid aux pieds
~Insomnie par chaleur dans la tête
~Insomnie après minuit
~Rêves anxieux de meurtre
~Rêves érotiques
~Somnambulisme
~Bâillements excessifs

SULFUR
~Sommeil léger, un rien le réveille
~Secousses à l'endormissement
~Réveil brutal, est immédiatement lucide
~Désire dormir tard le matin
~Se réveille en chantant
~Chante et parle en dormant
~Soubresauts de tout le corps durant le sommeil
~Cherche une place fraiche pour ses pieds brulants
~Insomnie terminale de 2-3 heures jusqu'au matin ou vers 5 heures avec la diarrhée

~Insomnie la nuit entière
~Rêves inquiets, rêves agités, remuants
~Rêves joyeux
~Fatigue importante la journée

SUMBUL
~Insomnie suite d'excitation nerveuse
~Insomnie en première partie de nuit

THUYA
~A sommeil mais agitation retardant le sommeil
~Ne se réveille pas en forme
~Réveil habituel à 4 heures du matin
~Rêves érotiques
~Cauchemars : cadavres, chutes, cancer...

TUBERCULINUM
~Sommeil peu reconstituant
~Frissons à l'endormissement
~Se réveille de bonne heure
~Irritable surtout au réveil
~Insomnie après 3 heures du matin
~Rêves vivants et angoissants
~Somnolence irrépressible dans la journée

LES MÉDICAMENTS HOMÉOPATHIQUES ET LEURS RÊVES

Notes :

....
....
....
....
....
....
....
....
....
....
....
....
....
....
....
....

Rêve de...	Médicaments
soucis , travail	APIS ARSENICUM ALBUM BRYONIA
serpents	ARGENTUM NITRICUM LAC CANINUM LACHESIS
morts, cadavres, personnes décédées, meurtre	ARNICA CALCA CARBONICA OSTREARUM CROTALUS ELAPS LACHESIS SILICEA THUYA
rêves érotiques	BISTHMUTUM BORAX COBALTUM DIOSCOREA LACHESIS NATRUM CARBONICUM OPIUM PHOSPHORICUM ACIDUM SENECIO SILICEA THUYA
animaux	BROMUM ETHYLICUM OPIUM
faits passés	CALCAREA PHOSPHORICA
revenants, fantômes	BROMUM CARBO VEGETABILIS KALIUM PHOSPHORICUM

voleurs	HARPAGOPHYTUM NATRUM MURIATICUM PSORINUM
feu, incendies	HEPAR SULFUR KALIUM PHOSPHORICUM KREOSOTUM PHOSPHORUS RADIUM
accidents	LYCOPODIUM
voyage, vol dans les airs	APIS HYPERICUM
êtres aimés	IGNATIA
endroits clos	LACHESIS PSORINUM
qu'il est en train de boire	MEDORRHINUM PHOSPHORUS
dispute	HARPAGOPHYTUM OXYTROPIS
présence de quelqu'un dans son lit	PETROLEUM
hémorragie, maladies, cancer	PHOSPHORUS THUYA
exercices physiques	RHUS TOXICODENDRON
noyade	VERATRUM VIRIDE
guerre, violence	VISCUM ALBUM

ABIES NIGRA
~Sensation de faim la nuit
~Mauvais rêves
~Somnolence diurne

ACONIT
~Insomnie, en particulier chez les personnes âgées
~Insomnie après frayeur
~Anxiété et agitation nocturne, se tourne et se retourne dans le lit
~Sursauts pendant le sommeil
~Longs rêves avec angoisse dans la poitrine

ALUMINA
~Agitation nocturne
~Se réveille en sursaut, en parlant ou en criant
~Se réveille avec des palpitations
~Rêves anxieux, embrouillés et confus
~Somnolence diurne, tendance à se coucher dans la journée

AMBRA GRISEA
~Le sommeil disparait quand il se couche
~Froideur du corps et secousses durant le sommeil
~Insomnie provoquée par les ennuis, son inquiétude l'empêche de dormir et l'oblige à se lever
~Insomnie après excitation nerveuse
~Rêves anxieux

ANACARDIUM
~Périodes d'insomnie pendant plusieurs nuits
~Rêves angoissés
~Somnolence le jour surtout en début d'après midi

APIS
~Crampes et secousses pendant le sommeil
~Le sujet hurle et sursaute brusquement pendant son sommeil
~Insomnie avec hyperidéation
~Rêves déplaisants de voyage et de vol dans les airs
~Rêves peuplés de préoccupations et de soucis professionnels
~Très grande somnolence diurne

ARGENTUM NITRICUM
~Sommeil agité
~Réveils brusques en sursaut avec anxiété
~Rêves terrifiant qui semblent vrais
~Rêves affreux peuplés de serpents
~Rêves érotiques

ARNICA
~Se réveille brusquement, angoissé, en portant la main à son cœur, comme s'il allait mourir brusquement
~Se réveille avec la tête brulante
~Change constamment de place, le lit parait trop dur, ne peut trouver une bonne place et gémit en dormant
~Selles involontaires pendant le sommeil
~Insomnie et agitation en cas de trop grande fatigue

~Insomnie, agitation jusqu'à 2-3 heures du matin
~Rêves anxieux et effrayant de mort, de corps mutilés
~Terreurs nocturnes

ARSENICUM ALBUM
~Réveil brusque avec angoisse terrible comme s'il allait mourir, anxiété qui le pousse à sortir du lit
~Se lève la nuit pour « faire quelque chose » (boire, lire, travailler...)
~Agitation des pieds en dormant
~Accès d'étouffement pendant le sommeil
~Besoin d'avoir la tête surélevée par des oreillers
~Dort les mains sur la tête
~Agitation physique et mentale aggravée de 1 heure à 3 heures du matin
~Insomnie 1 jour sur 2
~Rêves remplis de soucis et de peurs
~Rêve qu'il est en train de boire

AURUM
~Sanglots bruyants dans le sommeil
~Insomnie chez l'hypertendu
~Insomnie totale ou jugée telle
~Rêves effrayants
~Peu d'action des somnifères habituels

BAPTISIA TINCTORIA
~Agitation extrême, ne peut trouver une bonne place dans son lit

~Rêve que sa tête et son corps sont séparés, qu'il est en morceaux et s'agite dans son lit pour réunir les membres qu'il croit dispersés
~**Cauchemars et rêves effrayants**

BISMUTHUM SUBNITRICUM
~Sursauts dans le sommeil
~**Agitation due à des rêves érotiques**

BORAX
~Ne peut dormir à cause de la chaleur, particulièrement de la tête
~Pousse des cris pendant son sommeil, comme s'il était effrayé
~Insomnie à 3 heures du matin
~**Rêves érotiques**

BROMUM
~A des difficultés à s'endormir le soir et ne peut dormir suffisamment le matin
~Anxiété aggravée le soir et la nuit
~Tremblements et faiblesse au réveil
~Agitation et soubresauts pendant le sommeil
~**Hallucinations : croit voir des animaux sur ses épaules, a peur des revenants**

BRYONIA
~Sommeil agité
~Sursaute en s'endormant

~Insomnie à cause d'une foule d'idées qui le submergent
~Rêves concernant le travail qu'il a eu durant la journée, des problèmes professionnels ou concernant ce qu'il a lu
~Somnambulisme

CACTUS
~Insomnie avec pulsations en différents endroits du corps
~Rêves effrayants

CALADIUM
~Sommeil agité
~Rêves anxieux dont il se souvient mieux que ce qu'il a fait dans la journée

CALCAREA CARBONICA OSTREARUM
~Des idées désagréables l'assaillent dès qu'il s'assoupit et l'empêchent de s'endormir
~Réveillé toujours par la même idée désagréable
~Visions horribles en ouvrant les yeux, frayeurs nocturnes
~Sursaute à chaque bruit et à peur de devenir fou
~Sueurs abondantes de la tête et du cou mouillant l'oreiller en dormant
~Dort les mains derrière la tête
~Réveil vers 3h
~Rêve de chute
~Rêve de mort

~Somnolence dans la journée, surtout le soir

CALCAREA FLUORICA
~Sommeil non réparateur
~Se réveille brusquement croyant qu'un danger immédiat le menace
~Cauchemars, rêves hauts en couleur, avec sensation de danger immédiat

CALCAREA PHOSPHORICA
~Rêve de faits passés
~Somnolence diurne

CANTHARIS
~Sommeil léger
~Rêves anxieux d'érection suivis d'insomnie et d'anxiété
~Somnolence diurne

CARBO VEGETABILIS
~Insomnie avec réveil en sursaut
~Cauchemars peuplés de revenants et de fantômes

CENCHRIS CONTORTRIX
~Agitation au réveil
~Rêves horribles et saisissants
~Rêves érotiques

CHAMOMILLA
~Au moment de l'endormissement, assailli de rêves anxieux qui lui font peur
~Gémit, pleure et sursaute brusquement durant le sommeil
~Toux nocturne ne réveillant pas l'enfant
~Dort les jambes écartées
~Insomnie du nourrisson ou du jeune enfant capricieux
~Rêves angoissants et effrayants avec les yeux mi clos

CHINA
~Sommeil non réparateur
~Se réveille tôt
~Sensation de faim nocturne
~Ronflements particulièrement chez l'enfant
~Sommeil très agité avec hyperidéation
~Insomnie après une hémorragie
~Insomnie en deuxième partie de nuit
~Rêves effrayants et angoissants provoquant un état de confusion au réveil qui empêche de se rendre compte qu'il s'agissait d'un rêve et qui fait craindre qu'il ne revienne

CHLORALUM
~Insomnie
~Rêves effrayants, hallucinations
~Somnolence diurne

COBALTUM
~Sommeil non reposant
~Rêves érotiques

COLCHICUM
~Insomnie secondaire à des veilles nocturnes, après avoir étudié le soir
~Rêves qui font peur

CONIUM
~Sommeil non réparateur
~Rêves effrayants

CROCUS SATIVUS
~Chante pendant son sommeil
~Rêves effrayants

CROTALUS HORRIDUS
~Sensation d'étouffement au réveil
~Fatigué et abruti au réveil
~Sommeil agité de soubresauts
~Grince des dents au point de les user
~Insomnie par période
~Rêves de morts, de cadavres, de personnes décédées, croit sentir l'odeur des cadavres
~Bâillements

DIGITALIS
~Sommeil qui ne répare pas
~Insomnie avec anxiété et tristesse

~Sursauts durant le sommeil
~Rêves et cauchemars affreux
~Rêve qu'il tombe d'une hauteur

DIOSCOREA
~Sommeil agité surtout après minuit
~Rêves terribles ou érotiques

ELAPS
~Rêve de personnes décédées

ETHYLICUM
~Sommeil agité mais très profond
~Sueurs nocturnes
~Insomnie avec peur de la nuit
~Activité onirique intense : rêve de petits animaux et en particulier de rats

EUPHORBIA LATHYRIS
~Agitation nocturne
~Rêves angoissants

FERRUM PHOSPHORICUM
~Sommeil agité avec anxiété
~Sueurs nocturnes dues à l'anémie
~Rêves angoissants, cauchemars

GLONOÏNUM
~Sommeil agité
~Rêves confus

HARPAGOPHYTUM PROCUMBENS
~Sommeil agité
~Insomnie vers 3-4 heures du matin
~Rêves angoissants (voleurs, disputes, examens...)

HELLEBORUS
~Secousses musculaires pendant le sommeil
~Pousse des cris soudains pendant son sommeil
~Rêves confus
~Somnolence diurne

HEPAR SULFUR
~Le sommeil ne repose pas
~Rêves anxieux de feu

HYDROCYANICUM ACIDUM
~Rêves incohérents dont le sujet se souvient
~Bâillements
~Somnolence irrésistible

HYOCYAMUS
~Insomnie par excitation mentale
~Insomnie par soucis réels ou imaginaire
~Rêve de choses obscènes
~Terreur nocturne

HYPERICUM PERFORATUM
~Secousses spasmodiques des membres au moment
de l'endormissement

~Rêves de voyage

IGNATIA
~Sommeil très léger
~Dort mieux dans le bruit
~Secousses spasmodiques des membres au moment de l'endormissement
~Idées fixes persistant au réveil
~Insomnie avec démangeaison des bras
~Insomnie par chagrin ou contrariété
~Rêve de ceux qu'il aime particulièrement
~Violents bâillements

INDOLUM
~Rêves continuels
~Forte somnolence

IODUM
~Agitation et nervosité après minuit
~Rêves anxieux et mouvementés

KALIUM BROMATUM
~Endormissement, surtout chez l'enfant, en manipulant les draps ou un objet familier
~Grincement de dents pendant le sommeil
~Cris et gémissements pendant le sommeil
~Insomnie avec agitation par soucis et embarras d'affaire
~Insomnie due aux excès sexuels

~Cauchemars horribles, ne peut être consolé, terreur nocturne des enfants
~Somnambulisme
~Somnolence intense

KALIUM PHOSPHORICUM
~S'éveille en criant
~Insomnie par surmenage intellectuel
~Insomnie pour la moindre excitation nerveuse
~Terreurs nocturnes chez les enfants surmenés
~Rêve d'incendie, de chute, de revenants

KREOSOTUM
~Sensation de paralysie dans les membres au réveil
~Sommeil agité avec des soubresauts
~Rêves angoissants de poursuites, d'incendies, d'érection...

LAC CANINUM
~Rêve de serpents, se réveille croyant avoir un serpent dans son lit

LACHESIS
~Sommeil agité, se tourne et se retourne
~A très sommeil mais ne peut pas s'endormir
~Sensation d'étouffement à l'endormissement
~Soubresauts soudains au moment de s'endormir
~Peur de s'endormir
~Pleinement éveillé le soir

~Rêve de mort, de ceux qu'il a perdus, ou rêve de sa propre mort
~Rêve d'endroits clos
~Rêve de serpents
~Rêves érotiques

LILIUM TIGRINUM
~Secousses des jambes au moment de l'endormissement
~Sommeil agité avec sensations étranges dans la tête
~Rêves désagréables qui font peur

LYCOPODIUM
~Sommeil agité, non reposant
~De très mauvaise humeur au réveil, se sent blasé le matin
~Sursauts pendant le sommeil
~Sensation de faim nocturne
~Rêve d'accidents
~Somnolence durant la journée

MAGNESIA MURIATICA
~Anxiété en fermant les yeux dans son lit
~Agitation la nuit en rapport avec la chaleur ou un choc
~Rêves effrayants qui le réveillent en sursaut
~Sommeil durant la journée

MANGANUM ACETICUM
~Rêves réalistes semblant vivants
~Somnolence très tôt le soir

MEDHORRINUM
~Dort en position genu pectoral
~Rêve qu'il est en train de boire

NATRUM CARBONICUM
~Se réveille trop tôt le matin
~Faim la nuit, se lève pour manger
~Rêves érotiques
~Somnolence pendant la journée

NATRUM MURIATICUM
~S'endort tard
~S'éveille tôt le matin
~Soubresauts nerveux pendant le sommeil
~Insomnie après un accès de colère
~Insomnie due au chagrin
~Rêve de voleurs dans la maison, rêves qui semblent tellement réel qu'il ne peut se rendormir tant que la maison n'a pas été inspectée
~Somnolence l'après midi

NUX VOMICA
~S'endort tard
~Se réveille de mauvaise humeur
~Insomnie après surmenage
~Insomnie par intoxication (alcool, tabac)

~Réveil à 3 ou 4 heures du matin avec rabâchage des soucis surtout professionnels, reste éveillé deux ou trois heures avec plus ou moins agitation et se rendort au moment où il doit de se lever
~Rêves remplis de remue ménage et de précipitation

OPIUM
~Sommeil lourd et profond qui ne repose pas
~A sommeil mais ne parvient pas à s'endormir
~Suffocation en s'endormant
~Agitation des mains et des doigts (triture la literie) pendant le sommeil
~Le lit semble si chaud qu'il ne peut rester couché : est agité, cherche une place froide et veut se découvrir
~Dépression respiratoire pendant le sommeil
~Apnée du sommeil du nourrisson, de l'obèse
~Insomnie par hyperesthésie sensorielle en particulier auditive
~Rêves fantastiques, agréables
~Rêves érotiques, amoureux
~Les enfants rêvent de chats, de chiens, de silhouettes noires

ORIGANUM
~Insomnie avec agitation par excitation nerveuse
~Rêves extraordinaires dont il garde le souvenir

OXYTROPIS CAMPESTRIS
~Agitation
~Rêve de disputes

PAEONIA
~Rêves terrifiants, cauchemars

PETROLEUM
~Très mauvaise humeur au réveil
~Faim la nuit, se lève pour manger
~Rêve qu'une personne est couchée près de lui, se lève brusquement et veut sortir du lit

PHOSPORICUM ACIDUM
~Insomnie malgré une forte envie de sommeil
~Insomnie par surmenage intellectuel
~Insomnie après minuit
~Rêves érotiques
~Somnolence diurne

PHOSPHORUS
~Se couche tard et se lève fatigué
~Faim nocturne
~Insomnie avant minuit
~Rêve qu'il est en train de boire
~Rêves d'incendie, d'hémorragie
~Rêves érotiques
~Somnambulisme
~Somnolence diurne, en particulier chez les personnes âgées

PSORINUM
~Sursaute facilement pendant le sommeil
~Faim nocturne

~Insomnie due à ses démangeaisons insupportables
~Rêves effrayants : rêve de brigands, rêve qu'il est enfermé

PTELEA TRIFOLIATA
~Sommeil agité
~Se réveille apathique et non reposé
~Cauchemars

PULSATILLA
~Très fatigué le matin, se réveille plein d'appréhensions et de craintes
~Dort les mains au dessus de la tête
~Insomnie après souper trop lourd ou trop riche
~Insomnie en première moitié de nuit
~Rêves effroyables ou agités

RADIUM
~Sommeil agité
~Rêves vivants et actifs
~Rêve de feu
~Somnolence avec léthargie

RHUS TOXICODENDRON
~Agitation des pieds en dormant
~Insomnie en première partie de nuit
~Rêves au cours desquels il pratique des exercices violents et d'ailleurs se réveille épuisé à cause de ses rêves et courbaturé
~Bâillements

SCUTELLARIA LATERIFLORA
~Terreurs nocturnes

SECALE CORNUTUM
~Sommeil perturbé par des rêves effrayants
~Bâillements

SENECIO
~Sommeil agité
~Rêves érotiques
~Rêves désagréables

SEPIA
~A sommeil mais ne peut dormir
~S'endort tard
~Parle fort durant son sommeil
~Réveil la nuit avec palpitations et anxiété en rapport avec des choses qui se sont passées il y a des années
~Insomnie par hyper idéation
~Se réveille à 3 heures et ne peut pas se rendormir (≠ NUX VOMICA qui arrive à se rendormir au bout d'un moment)
~Rêve caractéristique : très oublieux dans la journée, rêve de ce qu'il a oublié
~Somnolence dans la journée

SILICEA
~Secousses des membres pendant le sommeil
~Sueurs abondantes de la tête et du cou mouillant l'oreiller pendant le sommeil

~Insomnie par froid aux pieds
~Insomnie par chaleur dans la tête
~Insomnie après minuit
~Rêves anxieux de meurtre
~Rêves érotiques
~Somnambulisme
~Bâillements excessifs

STANNUM
~Sommeil agité
~Dort avec une jambe repliée et une jambe tendue
~Rêves anxieux

STAPHYSAGRIA
~Rêves anxieux
~Rêves des travaux du jour précédent

STRAMONIUM
~Craint l'obscurité
~Sommeil lourd avec ronflements
~Secousses pendant le sommeil
~Voit des objets horribles dans ses rêves
~Somnolence mais ne parvient pas à dormir

SULFUR
~Sommeil léger, un rien le réveille
~Secousses à l'endormissement
~Réveil brutal, est immédiatement lucide
~Désire dormir tard le matin
~Se réveille en chantant

~Chante et parle en dormant
~Soubresauts de tout le corps durant le sommeil
~Cherche une place fraiche pour ses pieds brulants
~Insomnie terminale 2-3 heures jusqu'au matin ou vers
5 heures avec la diarrhée
~Insomnie la nuit entière
~Rêves inquiets, rêves agités, remuants
~Rêves joyeux
~Fatigue importante la journée

SULFUR IODATUM
~Agitation nocturne
~Sommeil non reposant
~Activité onirique intense

THEA
~Les rêves horribles ne l'effraient pas
~Somnolence le jour

THUYA
~A sommeil mais agitation retardant le sommeil
~Ne se réveille pas en forme
~Réveil habituel à 4 heures du matin
~Rêves érotiques
~Cauchemars : cadavres, chutes, cancer...

THYMOLUM
~Se réveille fatigué et non reposé
~Rêves érotiques extraordinaires

TUBERCULINUM
~Sommeil peu reconstituant
~Frissons à l'endormissement
~Se réveille de bonne heure
~Irritable surtout au réveil
~Insomnie après 3 heures du matin
~Rêves vivants et angoissants
~Somnolence irrépressible dans la journée

VERATRUM VIRIDE
~Mouvements convulsifs pendant le sommeil, oscillations constantes de la tête
~Rêve de se trouver sur l'eau, de se noyer

VISCUM ALBUM
~Rêve de guerre et de violence

LES MÉDICAMENTS HOMÉOPATHIQUES SOMNANBULES

Notes :

....
....
....
....
....
....
....
....
....
....
....
....
....
....
....
....

BRYONIA
~Sommeil agité
~Sursaute en s'endormant
~Insomnie à cause d'une foule d'idées qui le submergent
~Rêves concernant le travail qu'il a eu durant la journée, des problèmes professionnels ou concernant ce qu'il a lu
~Somnambulisme

KALIUM BROMATUM
~Endormissement, surtout chez l'enfant, en manipulant les draps ou un objet familier
~Grincement de dents pendant le sommeil
~Cris et gémissements pendant le sommeil
~Insomnie avec agitation par soucis en particulier professionnels
~Insomnie due aux excès sexuels
~Cauchemars horribles, ne peut être consolé, terreur nocturne des enfants
~Somnambulisme
~Somnolence intense

PHOSPHORUS
~Se couche tard et se lève fatigué
~Faim nocturne
~Insomnie avant minuit
~Rêve qu'il est en train de boire
~Rêves d'incendie, d'hémorragie
~Rêves érotiques

~**Somnambulisme**

~Somnolence diurne, en particulier chez les personnes âgées

SILICEA

~Secousses des membres pendant le sommeil

~Sueurs abondantes de la tête et du cou mouillant l'oreiller pendant le sommeil

~Insomnie par froid aux pieds

~Insomnie par chaleur dans la tête

~Insomnie après minuit

~Rêves anxieux de meurtre

~Rêves érotiques

~**Somnambulisme**

~Bâillements excessifs

LES MÉDICAMENTS HOMÉOPATHIQUES QUI BAILLENT

Notes :

....

....

....

....

....

....

....

....

....

....

....

....

....

....

AGARICUS
~Secousses musculaires de tout le corps entrainant le réveil au moment de l'endormissement
~Se souvient de ses rêves
~Accès de bâillements
~Somnolence diurne

ALIUM CEPA
~Dort la bouche ouverte
~Se réveille à 2 heures du matin
~Somnolence diurne avec céphalées
~Bâillements

COCCULUS
~Insomnie secondaire à des veilles nocturnes
~Bâillements spasmodiques
~Somnolence permanente

CROTALUS HORRIDUS
~Sensation d'étouffement au réveil
~Fatigué et abruti au réveil
~Sommeil agité de soubresauts
~Grince des dents au point de les user
~Insomnie par période
~Rêves de morts, de cadavres, de personnes décédées, croit sentir l'odeur des cadavres
~Bâillements

GELSEMIUM
~A sommeil mais ne peut pas dormir
~Sentiment d'abandon, de délaissement au réveil
~Insomnie par excitation nerveuse ou par abus de tabac
~Insomnie due à l'épuisement
~**Bâillements**

HYDROCYANICUM ACIDUM
~Rêves incohérents dont le sujet se souvient
~**Bâillements**
~Somnolence irrésistible

IGNATIA
~Sommeil très léger
~Dort mieux dans le bruit
~Secousses spasmodiques des membres au moment de l'endormissement
~Idées fixes persistant au réveil
~Insomnie avec démangeaison des bras
~Insomnie par chagrin ou contrariété
~Rêve de ceux qu'il aime particulièrement
~**Violents bâillements**

MORPHINUM
~Sommeil agité avec de fréquents réveils en sursaut
~Somnolent mais ne parvient pas à trouver le sommeil
~**Bâillements**

PLATINA
~Dort beaucoup mais sommeil léger et souvent interrompu
~Dort les mains sur la tête
~Dort les jambes écartées
~Bâillements spasmodiques

RHUS TOXICODENDRON
~Agitation des pieds en dormant
~Insomnie en première partie de nuit
~Rêves au cours desquels il pratique des exercices violents et d'ailleurs se réveille épuisé à cause de ses rêves et courbaturé
~Bâillements

SECALE CORNUTUM
~Sommeil perturbé par des rêves effrayants
~Bâillements

SILICEA
~Secousses des membres pendant le sommeil
~Sueurs abondantes de la tête et du cou mouillant l'oreiller pendant le sommeil
~Insomnie par froid aux pieds
~Insomnie par chaleur dans la tête
~Insomnie après minuit
~Rêves anxieux de meurtre
~Rêves érotiques
~Somnambulisme
~Bâillements excessifs

LES MÉDICAMENTS HOMÉOPATHIQUES SOMNOLENTS

Notes :……………………………………………………………
………………………………………………………………………
………………………………………………………………………
………………………………………………………………………
………………………………………………………………………
………………………………………………………………………
………………………………………………………………………
………………………………………………………………………
………………………………………………………………………
………………………………………………………………………
………………………………………………………………………
………………………………………………………………………
………………………………………………………………………
………………………………………………………………………
………………………………………………………………………
………………………………………………………………………
………………………………………………………………………

ABIES NIGRA
~Sensation de faim la nuit
~Mauvais rêves
~Somnolence diurne

AGARICUS
~Secousses musculaires de tout le corps entrainant le réveil au moment de l'endormissement
~Se souvient de ses rêves
~Accès de bâillements
~Somnolence diurne

AILANTHUS GLANDULOSA
~Insomnie et agitation
~Sommeil lourd, troublé, non réparateur
~Somnolence diurne

ALIUM CEPA
~Dort la bouche ouverte
~Se réveille à 2 heures du matin
~Somnolence diurne avec céphalées
~Bâillements

ALUMINA
~Agitation nocturne
~Se réveille en sursaut, en parlant ou en criant
~Se réveille avec des palpitations
~Rêves anxieux, embrouillés et confus
~Somnolence diurne, tendance à se coucher dans la journée

AMONIUM CARBONICUM
~Sursauts provenant de la sensation d'étouffement pendant le sommeil
~Somnolence pendant la journée

ANACARDIUM
~Périodes d'insomnie pendant plusieurs nuits
~Rêves angoissés
~Somnolence le jour surtout en début d'après midi

ANTIMONIUM CRUDUM
~Sommeil lourd qui ne repose pas
~Somnolence l'après midi
~Les personnes âgées sont continuellement assoupies

ANTIMONIUM TARTARICUM
~Secousses électriques à l'endormissement
~Grande somnolence

APIS
~Crampes et secousses pendant le sommeil
~Le sujet hurle et sursaute brusquement pendant son sommeil
~Insomnie avec hyperidéation
~Rêves déplaisants de voyage et de vol dans les airs
~Rêves peuplés de préoccupations et de soucis professionnels
~Très grande somnolence diurne

CALCAREA CARBONICA OSTREARUM
~Des idées désagréables l'assaillent dès qu'il s'assoupit et l'empêchent de s'endormir
~Réveillé toujours par la même idée désagréable
~Visions horribles en ouvrant les yeux, frayeurs nocturnes
~Sursaute à chaque bruit et à peur de devenir fou
~Sueurs abondantes de la tête et du cou mouillant l'oreiller en dormant
~Dort les mains derrière la tête
~Réveil vers 3h
~Rêve de chute
~Rêve de mort
~Somnolence dans la journée, surtout le soir

CALCAREA PHOSPHORICA
~Rêve de faits passés
~Somnolence diurne

CANTHARIS
~Sommeil léger
~Rêves anxieux d'érection suivis d'insomnie et d'anxiété
~Somnolence diurne

CHLORALUM
~Insomnie
~Rêves effrayants, hallucinations
~Somnolence diurne

COCA
~Nervosité et agitation nocturne durant la dentition
~Insomnie en altitude
~Somnolence diurne

COCCULUS
~Insomnie secondaire à des veilles nocturnes
~Bâillements spasmodiques
~Somnolence permanente

HELLEBORUS
~Secousses musculaires pendant le sommeil
~Pousse des cris soudains pendant son sommeil
~Rêves confus
~Somnolence diurne

HYDROCYANICUM ACIDUM
~Rêves incohérents dont le sujet se souvient
~Bâillements
~Somnolence irrésistible

INDOLUM
~Rêves continuels
~Forte somnolence

KALIUM BROMATUM
~Endormissement, surtout chez l'enfant, en manipulant les draps ou un objet familier
~Grincement de dents pendant le sommeil
~Cris et gémissements pendant le sommeil

~Insomnie avec agitation par soucis en particulier professionnels
~Cauchemars horribles, ne peut être consolé, terreur nocturne des enfants
~Somnambulisme
~Somnolence intense

LYCOPODIUM
~Sommeil agité, non reposant
~De très mauvaise humeur au réveil, se sent blasé le matin
~Sursauts pendant le sommeil
~Sensation de faim nocturne
~Rêve d'accidents
~Somnolence durant la journée

MAGNESIA MURIATICA
~Anxiété en fermant les yeux dans son lit
~Agitation la nuit en rapport avec la chaleur ou un choc
~Rêves effrayants qui le réveillent en sursaut
~Sommeil durant la journée

MANGANUM ACETICUM
~Rêves réalistes semblant vivants
~Somnolence très tôt le soir

MERCURIUS SOLUBILIS
~Somnolent le jour, insomniaque la nuit

NATRUM CARBONICUM
~Se réveille trop tôt le matin
~Faim la nuit, se lève pour manger
~Rêves érotiques
~Somnolence pendant la journée

NATRUM MURIATICUM
~S'endort tard
~S'éveille tôt le matin
~Soubresauts nerveux pendant le sommeil
~Insomnie après un accès de colère
~Insomnie due au chagrin
~Rêve de voleurs dans la maison, rêves qui semblent tellement réel qu'il ne peut se rendormir tant que la maison n'a pas été inspectée
~Somnolence l'après midi

NUX MOSCHATA
~Forte somnolence

PHOSPORICUM ACIDUM
~Insomnie malgré une forte envie de sommeil
~Insomnie par surmenage intellectuel
~Insomnie après minuit
~Rêves érotiques
~Somnolence diurne

PHOSPHORUS
~Se couche tard et se lève fatigué
~Faim nocturne

~Insomnie avant minuit
~Rêve qu'il est en train de boire
~Rêves d'incendie, d'hémorragie
~Rêves érotiques
~Somnambulisme
~Somnolence diurne, en particulier chez les personnes âgées

RADIUM
~Sommeil agité
~Rêves vivants et actifs
~Rêve de feu
~Somnolence avec léthargie

SEPIA
~A sommeil mais ne peut dormir
~S'endort tard
~Parle fort durant son sommeil
~Réveil la nuit avec palpitations et anxiété en rapport avec des choses qui se sont passées il y a des années
~Insomnie par hyper idéation
~Se réveille à 3 heures et ne peut pas se rendormir (≠ NUX VOMICA qui arrive à se rendormir au bout d'un moment)
~Rêve caractéristique : très oublieux dans la journée, rêve de ce qu'il a oublié
~Somnolence dans la journée

STRAMONIUM
~Craint l'obscurité
~Sommeil lourd avec ronflements
~Secousses pendant le sommeil
~Voit des objets horribles dans ses rêves
~Somnolence mais ne parvient pas à dormir

TARENTULA CUBENSIS
~Sommeil agité
~Sommeil gêné par une toux stridente
~Somnolence diurne

THEA
~Les rêves horribles ne l'effraient pas
~Somnolence le jour

TUBERCULINUM
~Sommeil peu reconstituant
~Frissons à l'endormissement
~Se réveille de bonne heure
~Irritable surtout au réveil
~Insomnie après 3 heures du matin
~Rêves vivants et angoissants
~Somnolence irrépressible dans la journée

CARACTÉRISTIQUES DU SOMMEIL SELON L'ÂGE

Notes :..
....
....
....
....
....
....
....
....
....
....
....
....
....
....
....
....

ACONIT
~Insomnie, en particulier chez les personnes âgées
~Insomnie après frayeur
~Anxiété et agitation nocturne, se tourne et se
retourne dans le lit
~Sursauts pendant le sommeil
~Longs rêves avec angoisse dans la poitrine

AETUSIA CYNAPIUM
~L'enfant est si épuisé qu'il s'endort immédiatement
~Sommeil troublé par de violents sursauts
~Transpiration froide pendant le sommeil

ARTEMISIA ABSINTHIUM
~Insomnie des enfants

CHAMOMILLA
~Au moment de l'endormissement, assailli de rêves
anxieux qui lui font peur
~Gémit, pleure et sursaute brusquement durant le
sommeil
~Toux nocturne ne réveillant pas l'enfant
~Dort les jambes écartées
**~Insomnie du nourrisson ou du jeune enfant
capricieux**
~Rêves angoissants et effrayants avec les yeux mi clos

CINA
~Sommeil très agité,
~Sursauts violents en dormant
~Grince des dents, pouce des cris perçants en dormant
~Frayeur nocturne chez l'enfant, il appelle en criant, il hurle et se réveille effrayé
~L'enfant se met à quatre pattes durant son sommeil, sur l'abdomen

COFFEA
~Insomnie avec intolérance exaspérée au bruit, à la lumière, au contact
~Insomnie des enfants qui s'éveillent la nuit excités et veulent jouer
~Insomnie par hyperidéation joyeuse : si plein d'idée qu'il s'éveille la nuit, faisant des plans, construisant des projets...
~Insomnie surtout en deuxième partie de nuit

CYPRIPEDIUM
~L'enfant ne veut pas aller au lit pour continuer à jouer
~Insomnie par excitation nerveuse

KALIUM PHOSPHORICUM
~S'éveille en criant
~Insomnie par surmenage intellectuel
~Insomnie pour la moindre excitation nerveuse
~Terreurs nocturnes chez les enfants surmenés
~Rêve d'incendie, de chute, de revenants

OPIUM
~Sommeil lourd et profond qui ne repose pas
~A sommeil mais ne parvient pas à s'endormir
~Suffocation en s'endormant
~Agitation des mains et des doigts (triture la literie) pendant le sommeil
~Le lit semble si chaud qu'il ne peut rester couché : est agité, cherche une place froide et veut se découvrir
~Dépression respiratoire pendant le sommeil
~Apnée du sommeil du nourrisson, de l'obèse
~Insomnie par hyperesthésie sensorielle en particulier auditive
~Rêves fantastiques, agréables
~Rêves érotiques, amoureux
~Les enfants rêvent de chats, de chiens, de silhouettes noires

PASSIFLORA
~Toux nocturne
~Insomnie des enfants et des vieillards
~Insomnie passagère dans un contexte d'anxiété, de soucis et de surmenage
~Insomnie après excès alcooliques

LES MÉDICAMENTS HOMÉOPATHIQUES AGGRAVÉS PAR LE SOMMEIL

ACTAEA RACEMOSA
AESCULUS
ALOE
ALUMINA
AMMONIUM CARB
APOCYNUM
CANNABINUM
ARALIA RACEMOSA
ARGENTUM
METALLICUM
BOVISTA
CENCHRIS
CONTORTRIX
COCCULUS
COCCUS CACTI
CORRALIUM RUBRUM

HELODERMA
LACHESIS
MERCURIUS SOLUBILIS
MYRICA
NAJA
NALOXONE
NICCOLUM METAL
NUX VOMICA (sommeil prolongé)
OPIUM
PICRIC ACID
SELENIUM
TUBERCULINUM
VENUS MERCENARIA
VERATRUM VIRIDE

130

LES MÉDICAMENTS HOMÉOPATHIQUES AMÉLIORÉS PAR LE SOMMEIL

AVENA SATIVA
CARBO VEG
COLCHICUM
ETHYLICUM
LACHESIS
MYGALE
NUX VOMICA (courte sieste)
PHOSPHORICUM ACIDUM
PHOSPHORUS
PULSATILLA
SANGUINARIA
SEPIA
STAPHYSAGRIA (sauf pour lumbago)
STRAMONIUM
SULFUR

BIBLIOGRAPHIE

-BOERICKE W. - Matière médicale 9ème édition. Ed. Similia, 2007

-DEMARQUE D., JOUANNY J., POITEVIN B., SAINT-JEAN Y., Pharmacologie et matière médicale homéopathique, Ed. CEDH, 2005

-GUERMONPREZ M., PINKAS M., TORCK M. - Matière médicale homéopathique. Ed. Boiron, 2005

-H.N.GUERNSEY Key Notes de la Matière Médicale collection résurgence Ed. Marco Pietteur

-S.H.TALCOTT Matière Médicale Homéopathique Psychiatrique collection résurgence Ed. Marco Pietteur

-VANNIER L., POIRIER J. – Matière médicale homéopathique. Ed. CEDH, 2006

TABLE DES MATIÈRES